AF500333

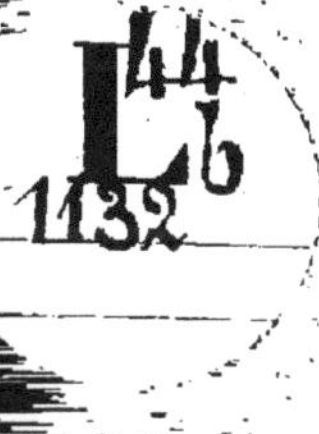
L
44
b
1132

REFLEXIONS

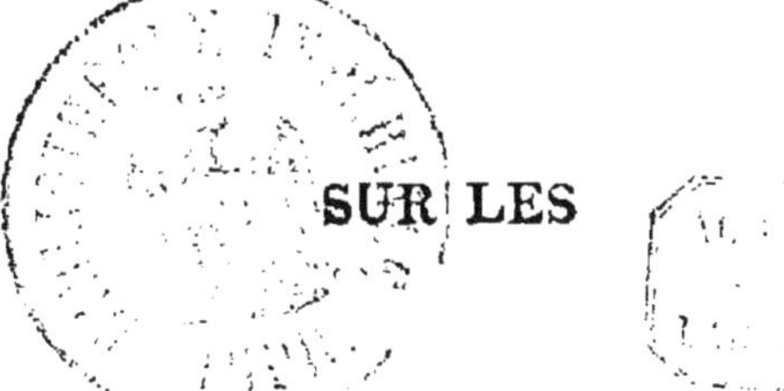

SUR LES

NOTES DU MONITEUR,

DU 14 SEPTEMBRE,

PAR UN AMI DE LA VÉRITÉ.

LONDRES:

DE L'IMPRIMERIE DE VOGEL ET SCHULZE,

13, Poland Street, Oxford Street.

1810.

RÉFLEXIONS, &c.

L'AUTEUR des Notes du Moniteur n'a pas encore oublié l'adresse que le Général Moore a mise dans ses manœuvres pour paralyser le système destructeur adopté contre l'Espagne, et son habileté à forcer l'ennemi à une diversion qui retarda de quatorze mois l'invasion de l'Andalousie, en comblant de gloire l'armée anglaise. Cette première époque couvrira d'une honte éternelle et l'armée française et son général. Si César, ou Alexandre, ou Annibal se fussent trouvés dans une semblable position, ils se seraient rendus en personne au combat de la Corogne. La crainte de l'énergie espagnole retint Bonaparte en lieu de sûreté au milieu de sa garde, comme la crainte des Bretons, les amis, les vengeurs de leur compatriote le Général Moreau, l'a empêché, jusqu'à présent, de visiter le port de Brest, le point néanmoins le plus important de toutes les côtes de la France. La sagesse du Général Moore et la bravoure de ses troupes sont attestées par la prise du Général Lefevre, par la mort du Général Colbert, et par la circonspection du Général Soult. Sans aller scruter chez nos arrière-neveux l'idée qu'ils devront se former sur l'expédition du Général Moore, consultons l'état actuel de la Galice et des Asturies ; interrogeons les habitants, arrachons, s'il est possible, la vérité à Bonaparte lui-même, et tout concourra à prouver que les manœuvres savantes et audacieuses du général Moore, sont une des véritables causes de la résistance actuelle de l'Espagne.

La seconde époque, a pour but de justifier l'opposition que l'*invincible* a trouvée à *Essling*. On n'a retiré que la garde impériale de l'armée d'Espagne. Pourquoi ? Si on en eût fait sortir davantage, on eût été obligé de l'évacuer entièrement, et on eût alors éprouvé une grande difficulté pour y faire rentrer les troupes. Pourquoi n'a-t-on pas éprouvé d'obstacles quand on a voulu faire embarquer des régiments pour Saint-Domingue, lorsqu'il était connu que la fièvre jaune y exerçait ses ravages ? parce que le gouvernement français fit insinuer qu'il était urgent d'aller secourir des camarades qui étaient exposés à être égorgés, s'ils ne recevaient de prompts renforts. Le soldat français ne connaît point de danger quand il s'agit d'aller au secours d'une troupe qui est dans une situation périlleuse. Le même stratagême a été employé avec le même succès pour l'armée d'Espagne, et bien loin d'en tirer des troupes, on a été contraint d'en faire partir en poste pour empêcher l'occupation de Madrid. A l'époque de la bataille de Talavera, malgré les 70,000 hommes de Soult, *qui n'en avait que trente mille*, on aurait contraint l'armée française de se retirer au delà des Pyrénées, ou tout au moins sur la rive gauche de l'Ebre, si Lord Wellington eût été chargé de diriger toutes les forces disponibles de la Péninsule. Telle était alors l'opinion de toute l'armée française. Et l'on doit attribuer les événements qui ont eu lieu, en partie à la rivalité, quelquefois à la méfiance, et souvent à la fausse direction du généreux enthousiasme des Espagnols et Portugais. A Dieu ne plaise qu'on croie que je veuille censurer ces hommes si méritants pour leur dévouement sans bornes à leur patrie, qui est au-dessus de tout éloge ; mais qu'ils me permettent de leur observer que *c'est l'union qui fait la force*, et que les succès sont toujours le résultat d'une bonne organisation.

L'Espagne et le Portugal ont douze millions d'habitants ; ils n'ont à combattre que 200 mille français, dont les trois-quarts sont des recrues. S'ils n'ont pas réussi à se délivrer de leurs oppresseurs, c'est par défaut d'organisation. Le Tyrol, la Calabre, la Vendée et Saint Domingue attestent la faiblesse de ces armées *très-mal à-propos réputées invincibles*. Il ne faut que de l'énergie et de l'union, et l'Europe sera bientôt délivrée de cette nuée de Vandales dont les ravages sont rendus plus dangereux par l'apparente modération de leur perfide régulateur. Cette énorme contradiction entre la conduite de l'armée et les déclarations du général en chef, n'a point varié depuis 1796. En Egypte, en Syrie, en Allemagne, en Suisse, en Prusse, en Pologne, en Hollande, en Italie et en Espagne, les soldats ont dû commettre bien des crimes par le manque absolu où on les a laissés du strict nécessaire, de la solde, des distributions, etc., etc., lorsque le Général Bonaparte proclamait toutes les vertus, celles-ci n'existaient que sur le papier, *tandis que de braves gens rendus brigands par l'habile et féroce ambition d'un étranger, couvraient de deuil et de sang des contrées habitées par des peuples vertueux et pacifiques.* Quels sont donc les Turcs et les Tartares dont parle le Moniteur ? Sont-ce les Anglais qui arment, habillent et soldent les Espagnols et les Portugais, ou bien les Français qui sont forcés de les piller pour vivre, de les assassiner pour se défendre et de les chasser de leurs maisons en y mettant le feu ? Quel est donc le Thamas-Kouli-Kan de l'Europe ? Est-ce Bonaparte, ou Lord Wellington ? Puisque l'accusation est intentée, tâchons de faire connaître le coupable. Puisqu'on demande raison au Général Anglais de n'avoir pas secouru Ciudad-Rodrigo, pourquoi n'a-t-on pas fait la même inculpation à l'Empereur Alexandre de n'avoir pas secouru Dantzick, en 1807, et à l'Archiduc Charles de n'avoir pas secouru Vienne, en 1809 ? Ces deux places ont succombé en présence des armées russe et autrichienne, en état de lutter avec avantage contre l'armée française. Leur inaction n'a point été censurée, et néanmoins on a poussé les hauts cris contre l'armée anglaise :

Un petit bout d'oreille échappé par malheur,
Découvre et le fourbe et l'erreur.

Vingt-quatre mille Anglais résistent à Bonaparte depuis un an ; Lord Wellington résiste à toutes les forces disponibles du *Grand Empire !* quelle terrible leçon pour la Prusse, l'Autriche et la Russie ! ! ! Le Général Anglais et son état-major sont inaccessibles à la pluie d'or. Ils ne combattent que pour l'honneur de leur patrie, et le bonheur de leurs alliés !

Lord Wellington n'a pas secouru Ciudad-Rodrigo, par un motif équivalent à celui qui força Bonaparté à lever le siége de Mantoue en 1796 ; et si Almeida n'a pas été conservé, c'est parce que le Général Cox a éprouvé dans cette place le même sort que Masséna fut obligé de subir à Gênes en 1800. Des événements majeurs, aussi difficiles à prévoir qu'impossibles à réparer, ont, de tout temps, produit de semblables résultats.

Le *Moniteur* se plaint de ce qu'on a, dans un pays ami, commis quelques dégâts pour s'opposer aux progrès de l'ennemi. Turenne, ce grand homme de guerre, l'idole des soldats français, le parfait modele de tous les guerriers, n'a-t-il pas incendié le Palatinat ? Et ce Bonaparte, qui blâme dans autrui ce dont il a donné tant d'exemples atroces : n'a-t-il pas pillé la ville de Pavie, et brûlé tous les villages voisins ? N'a-t-il pas voulu brûler Vérone, parce que cette cité avait donné asile à l'héritier légitime du trône de France ? N'a-t-il pas incendié la moitié de l'Egypte ? N'a-t-il pas ordonné l'incendie du Tyrol, et l'égorgement barbare de ses courageux habitants ? N'a-t-il pas fait bombarder, en 1809, les habitants de Presbourg, très-innocents des causes de la guerre ? N'est-ce pas par son ordre que, depuis trois ans, l'Espagne est un théâtre affreux de pillage, d'égorgements et d'incendie ? Tandis que du palais des Thuileries, Bonaparte contemple avec joie toutes ces scenes d'horreur, semblable à Néron, qui, après avoir incendié Rome, se réjouissait de voir cette ville la proie des flammes ; et ce même Buonaparté a l'impudence de reprocher à Lord Wellington la destruction de quelques moulins et autres moyens de subsistance pour en priver l'armée française ! ! ! Il fait fusiller des prisonniers de guerre au nombre de quatre mille en Syrie ; il fait empoisonner plusieurs centaines de ses blessés, qui eussent été sauvés par la générosité de l'escadre anglaise de Sir Sidney Smith ; il fait arrêter le Duc d'Enghien, l'illustre descendant du Grand Condé, et il le fait assassiner dans les fossés du château de Vincennes ; il fait étrangler dans les tours du Temple ce brave Pichegru, *l'ami des soldats Français, le conquérant de la Hollande,* et il ose blâmer qu'on brûle des moulins ! ! Il voudrait pouvoir produire l'effet de la tête de Méduse, et pétrifier tous ses ennemis. Il est au désespoir quand il les trouve assez habiles pour déjouer son ambition, ou assez probes pour résister à ses moyens de corruption. On sait ce que lui ont coûté ses succès d'Ulm en 1805. L'histoire de Mack sera connue. La brave nation autrichienne sera vengée. La conduite des généraux d'Argenteau et d'Alvinzy, en 1796, sera mise au grand jour. On se demandera pourquoi l'Archiduc Charles n'avait que 90 mille hommes à la bataille d'Eckmulh, lorsque l'Autriche avait quatre cent mille hommes sous les armes? On a applaudi ce Prince d'avoir tué ou blessé trente mille français à Essling ; mais tous les militaires, sa propre conscience et la postérité lui reprocheront sans cesse de n'avoir pas fait mettre bas les armes à vingt mille hommes battus, découragés et acculés au Danube par soixante-mille braves, ivres de leur éclatante victoire. On lui reprochera éternellement la journée du cinq Juillet 1809. Le vice-roi d'Italie était sur le champ de bataille de Wagram le 5 Juillet à cinq heures du matin, et son antagoniste, le Prince Jean, qui aurait dû y arriver en même temps, n'y a paru que le 6 Juillet à quatre heures de l'après-midi, après que Buonaparté *fut censé* avoir gagné la bataille. Quand on en est venu au point d'excuser des opérations aussi ineptes, ou aussi perfides, on doit être privé de l'honneur et de l'indépendance, et on ne peut plus prendre rang *que dans le vestibule du serrail du Grand Sultan Bonaparte.*

L'Europe doit savoir que le jour de cette fameuse bataille de Wagram, le 6 Juillet, dans l'apès-midi, l'infanterie et la cavalerie française refuserent de marcher. Le carnage avait été horrible. Les Généraux eurent beau se mettre à latête des troupes, *crier en avant, au pas de charge, prendre des drapeaux*, personne ne répétait le cri d'*en avant, pas même les officiers*, les tambours refusaient de battre, et l'on disait aux généraux, *qu'on était las dese faire égorger pour leurs chapeaux bordés, et pour leurs bourses remplies d'or*. On est persuadé dans l'armée française que *c'était une bataille de convention*. L'attaque du centre a fait périr de braves gens de part et d'autre. L'archiduc a ordonné la retraite sans motif. Sa gauche avait plié, mais sa droite était triomphante, et son centre rendit nuls tous les efforts de Bonaparte. On pouvait la veille renouveler la catastrophe d'Essling, si l'Archiduc eût fait combatire toutes les troupes à ses ordres; il n'y eut que la moitié de son armée qui donna, le reste dut regarder, l'arme au bras, la marche majestueuse du Danube. *Les corps du Comte de Kollowrath, du Comte de Klenau et du Prince de Reuss, ainsi qu'un corps de grenadiers, quoiqu'à une lieue du champ de bataille, n'eurent point ordre de combattre*...... Qu'on consulte les 19ème, 44ème et 72ème régiments d'infanterie, et le 24me régiment de chasseurs à cheval; qu'on leur demande si Bonaparte est Français, ils répondront *qu'il en est l'ennemi juré, et qu'il tressaille de joie quand il passe sur un champ de bataille parsemé de cadavres français*. Toute la France répete qu'il est l'auteur des égorgements de Toulon, des assassinats du 13 Vendémiaire à

Paris, et des boucheries *d'Arcole, de Saint Jean d'Acre, d'Eylau, d'Essling, etc. etc.* . . . . . . Que Bonaparte ne croie pas que cette opinion soit celle de la passion, ce qui suit lui prouvera qu'elle est le juste résultat de sa tyrannie. Un riche propriétaire demanda à un général quelques soldats pour aider à faire la moisson, le pays manquant de bras à cause de la dépopulation occasionnée, tant par la conscription que par ses abus. Le général dut refuser, sous prétexte d'accélérer l'instruction pour envoyer des renforts afin de réparer les pertes de la bataille sanglante d'Essling. *Croyez-vous donc*, lui dit le bourgeois, *que la France aura le malheur de revoir le bourreau de ses enfants ? Je lis dans vos yeux que vous désirez sa destruction pour le bonheur de notre patrie, et pour la tranquillité du monde. Je suis le plus riche de l'endroit, et le plus misérable donnerait de son sang pour le retour des Bourbons, comme je sacrifierais tout mon avoir pour une si noble cause. Vous-êtes un imprudent*, lui dit le général, d'un air plutôt satisfait que courroucé, *avec tout autre que moi, vous vous seriez fortement compromis. Vous vous trompez*, dit le bourgeois, *tous les bons Français pensent comme vous et moi, et l'explosion de la mine ne dépend que de l'adresse d'un chef.* Voilà donc la stabilité du Grand Empire, la gloire du Grand Empereur, et la brillante perspective de l'Archiduchesse Marie-Louise ! !

Qu'on interroge les habitants de Marseille, de Bordeaux, de Dunkerque et de toutes les villes maritimes de la France, on saura que la misère est à son comble à cause de la stagnation du commerce, de l'énormité des contributions, et de l'usage arbitraire de la loi sur la conscription. Ce dernier fléau a tellement dépeuplé les campagnes que les femmes sont obligées de labourer la terre pour payer leurs impositions et empêcher *que la justice* ne fasse vendre leurs meubles, pour satisfaire la rapacité de Bonaparte. Il n'y a qu'un cri général dans tout le continent pour accabler de malédictions l'auteur de ses souffrances. *Le tyran Corse* se vante dans le *Moniteur* de se promener seul en voiture avec sa femme *l'Autrichienne*, au milieu des Parisiens, *qui le couvrent d'applaudissements* ; il ne nous dis pas que tous ces spectateurs et ces criards sont des espions payés par la police ; que toutes ces allées et venues sont calculées plusieurs journées d'avance ; et que toutes les précautions sont prises, pour reculer, autant que possible, le moment terrible où la France et l'Europe seront vengées de tous ses crimes. Les Parisiens le méprisent comme un vil usurpateur, et ils l'exécrent comme leur bourreau. Ils se souviennent de la rue St. Honoré, et du quai Voltaire que Bonaparté couvrit des cadavres de leurs amis, de leurs parents, le 13 Vendémiaire ! ! Peut-il croire à l'oubli de la journée de Saint Cloud, lorsqu'il chassa le Conseil des Cinq Cents à coups de baïonnettes ? Dans cette fatale journée d'où datent les malheurs de la France, la perfidie réussit à aveugler la force au point de lui faire violer la justice, et trahir les intérêts les plus sacrés de l'état. Cette même force, la garde impériale, est la seule cause qui prolonge l'asservissement d'un grand peuple. Un conquérant peut se passer de lois, mais un usurpateur en a besoin comme instrument d'esclavage, et ce sont les gardes prétoriennes qui en assurent l'exécution. Elles en imposent au sénat, au peuple et au reste de l'armée dont elles sont l'élite. Ces soldats sont des Français, *ils sont les amis des Kléber, des Pichegru, des Moreau, des Lecourbe, des Saint Cyr, des Marescot, des Dupont, des Delmas, des Brune et de tant d'autres généraux victimes de la vengeance despotique de Bonaparte.* Les soldats et les officiers jugent leur force ; ils sentent la faiblesse du tyran ; ils reconnaissent la légitimité des Bourbons. Leur gloire dans les combats doit avoir la justice pour couronne. Honteux d'être regardés plus long-temps comme les janissaires d'un Sultan Corse, ces braves désirent de rendre à la France son légitime souverain, l'illustre descendant de Henri le Grand. L'armée et la nation française doivent savoir que Louis XVIII est leur père tendre, et leur véritable ami ; tout le passé est oublié ; l'auteur de l'assassinat de Louis XVI, le premier Robespierre a été puni, il a péri sur l'échafaud. L'auguste frere de Louis XVI le Roi des Français, porte tous ses sujets dans son cœur, et il ne cesse d'adresser ses vœux au ciel pour leur délivrance du sceptre de fer de Bonaparte, *le digne successeur de Robespierre,* afin qu'il puisse remonter sur le trône de ses ancêtres, qui lui est cher, non par quatorze cents ans de possession par l'illustre famille des Bourbons, mais à cause de cet amour filial pour ses Rois, qui a été, dans tous les temps, la vertu favorite de la nation française ! ! ! Tous les peuples de l'Europe forment le même vœu pour pouvoir enfin jouir de cette paix si désirée, et reconnue impratiquable avec un scélérat dont le bonheur consiste à diviser les familles, à tyranniser les peuples, et à bouleverser les empires.

On peut renvoyer *aux Kalendes Grecques* l'époque où Bonaparte sera le maître de la mer. La conduite de l'Angleterre, tant envers les pêcheurs qu'envers les villes maritimes du Royaume de France, est la réponse la plus laconique et en même temps la plus énergique qu'on puisse faire aux intentions qu'il prête à la Grande Bretagne, en la supposant maîtresse du continent. On n'ignore pas que la pêche est un produit de plus de cent millions par an pour les côtes de France ; néanmoins elle est respectée, parce qu'elle sert à fournir la subsistance à une foule de malheureux qui seraient réduits à la derniere misere sans cette ressource. Lorsqu'on a bombardé Boulogne, on n'a cherché qu'à détruire la flotille de l'ennemi ; *depuis qu'il est constaté qu'elle est pourrie et hors d'état de nuire*, il n'a été fait aucune tentative qui puisse inquiéter les habitants. Depuis le commencement de la guerre, l'Angleterre n'a eu pour but que de détruire l'oppresseur, en respectant ses victimes.

On ne peut répondre que par le mépris à la ridicule prétention de Bonaparte de battre 40,000 Anglais avec vingt-cinq mille Français. Malgré qu'il n'ait obtenu tous ses succès qu'à force d'hommes, nous ne voulons donner la supériorité à personne. Un Anglais et un Français, bien exercés, se valent : il est reconnu que les deux nations sont également guerrieres ; toute assertion contraire est dictée par la passion : l'homme sage n'en tient aucun compte. Bonaparte doit remercier la Providence de ce que les circonstances ont empêché, dans toute l'Europe et surtout en Autriche et en Espagne, cette réunion des volontés qui fait la force, cette concentration de moyens qui assure des triomphes, et cette activité dans les opérations qui sait en recueillir les fruits.

Chaque fois que le *Moniteur* embouche sa trompette, il faut qu'il parle des marais de Walcheren. On voit qu'il a cette expédition sur le cœur. Bonaparte se donnera bien de garde de parler des cinq cents mille hommes qui ont péri depuis huit ans par le fer de ses adversaires, ou par les maladies, pour satisfaire son ambition et *pour assouvir sa rage contre tout ce qui est Français* ; mais il mettra sa tête à l'alambic pour déplorer la perte des quatre mille Anglais qu'a coûté l'expédition de l'Escaut. Cinquante mille hommes ont été enterrés à Saint Domingue, deux cents mille en Espagne et en Portugal, cent mille en Prusse et en Pologne, et cent cinquante mille dans les deux campagnes de 1805 et de 1809 contre l'Autriche : tout cela n'est rien à ses yeux, *puisqu'il a réussi à consolider son trône en faisant tuer des Français, ses ennemis jurés*. Il déverse sa pitié sur les Anglais. Quel peut être le motif d'une conduite aussi absurde? Bonaparte veut faire croire qu'en s'enfonçant dans le Nord de l'Allemagne, il avait pris les mesures nécessaires pour la défense de la France et de la capitale ; ce qui est absolument faux. L'expédition de l'Escaut est l'événement qui, depuis 1796, a donné le plus d'inquiétude à Bonaparte, le plus de chagrin à ses partisans, et le plus d'espoir à ses nombreux ennemis. En ne laissant pas un soldat des troupes de ligne à Paris et sur la côte, on ne put réunir, vers le 20 Août, que quinze mille hommes, qui étaient des conscrits de l'année, nullement aguéris, puisqu'ils n'avaient point encore eu occasion d'aller au feu. La 6eme. brigade provisoire, forte de 1600 hommes, ne partit de Boulogne que le 16 Août. Les gendarmes dont on a tant parlé, ne furent réunis qui dans les premiers jours de Septembre. On fut obligé, pour envoyer des renforts à Flessingue, de prendre dans les dépôts d'Anvers, Bruxelles, Gand, etc. etc. les cordonniers et les tailleurs des régiments. Les gardes nationaux ne purent être sur la côte que du 25 Août au 1er Septembre. On les faisait marcher en poste, afin qu'ils ne désertassent pas en route.

Il faut avoir vu cette troupe pour s'en faire une juste idée. Le fait suivant pourra faire apprécier son influence : Deux bataillons partent de Bruges à trois heures du matin pour se rendre sur la côte. Ils sortent par la porte qui conduit à l'Ecluse, petite ville près de l'île de Cadzand. En sortant de la ville, on entend du bruit ; c'étaient des matelots qui jetaient l'eau hors de leurs bateaux. On leur crie, Qui vive ! tous répondirent *Amis*, excepté un Français goguenard, qui dit en plaisantant, *nous sommes Anglais*. Ces mots, *ce sont les Anglais*, circulent dans la colonne ; une terreur panique s'empare des gardes nationaux, et ils se précipitent les uns sur les autres pour rentrer dans Bruges, où ils sement l'épouvante. Cinq hommes poussés dans le canal par la foule, s'y noyerent, et vingt-trois furent fortement blessés. Que Bonaparte demande au Général Sainte Susanne des renseignements sur le dévouement des gardes-nationaux. Trois mille Normands arriverent au camp de Boulogne au commencement de Septembre. Il n'en restait, quatre mois après, au premier Janvier 1810, que trois cent cinquante. Tous les autres avaient déserté, et comme, d'après la loi, on n'a pu infliger aucune punition aux déserteurs qui avaient servi pendant trois mois, ceux qui étaient restés, officiers et soldats, ont bien juré que jamais Bonaparte ne les reverrait courir aux armes *que pour délivrer leur patrie de son perfide ennemi, le despote Austro-Corse*. Soixante mille Normands, et cent mille Bretons n'attendent qu'un signal pour se venger de ses vexations et s'affranchir de sa tyrannie. Tous les pays réunis soupirent après le retour de leurs anciens souverains. Jamais ils ne pourront souscrire aux nouveaux impôts, à ces droits réunis, à cette conscription, en un mot, aux tracasseries de tous les genres qu'il est possible au génie le plus malfaisant d'inventer pour rendre un pays malheureux.

Que Bonaparte demande au Maréchal Moncey quels étaient ses moyens de défense pour la rive gauche de l'Escaut ? Il lui répondra que mille Anglais déterminés auraient suffi pour pénétrer jusqu'à la tête de Flandre, et s'emparer de Gand. Il n'y avait pas un seul canonier dans Ostende ; l'Adjudant Général Grundler, envoyé par le ministre de la guerre, prit quarante hommes de la compagnie des gardecôtes de Blankenberg, et il les envoya dans cette place. Le Maréchal Moncey gronda vivement cet officier d'avoir fait ce déplacement sans son autorisation. Quand Bonaparte écrira ses commentaires, on verra, s'il se décide à être vrai, que l'expédition de l'Escaut, la bataille de Talavera, et le mécontentement de la grande armée sont les trois motifs qui ont déterminé sa paix avec l'Autriche. Qu'il demande au Général Bernadotte dans quel état il a trouvé Anvers et les rives de l'Escaut ? Bonaparte apprendra que Bernadotte a eu peur, les trois premiers jours de son arrivée, d'être fait prisonnier par les Anversois, qu'il a dû tout créer et tout organiser *pour la défense d'un point qu'on n'avait pas cru susceptible d'être attaqué* ; et que malgré toute son activité, le salut d'Anvers ne doit être attribué qu'à l'inaction du commandant en chef des troupes britanniques.

Le *Moniteur* a beau vanter les rares talents de Bonaparte, son activité, son génie, sa bravoure, et sa religion; *on saura à quoi s'en tenir en analysant sa conduite.* En 1809, la France était abandonnée; l'Empereur et l'Empire étaient à Ekmühl, à Essling et a Wagram. Le royaume de France soupirait après son roi légitime, comme les Juifs soupirent après le Messie. On ne pardonnera jamais à Bonaparte de semblables inconséquences. On voit qu'il ne s'occupe que de sa sûreté personnelle. On se demande ce qu'il serait devenu, si, au premier Juin, 1809, l'expédition de l'Escaut s'était rendue à Paris, après avoir débarqué sur les côte de la Normandie, au lieu d'aller à Walcheren. O fortune, aussi aveugle que capricieuse ! quand la justice dirigera-t-elle tes châtiments et tes faveurs ?

Bonaparte reproche à l'Angleterre la prise de trois frégates espagnoles, et cela lorsqu'il tient le Roi d'Espagne et ses enfants prisonniers dans ses châteaux, que des gardes nombreuses, et des espions affidés assimilent aux huit bastilles officielles de la création du trois Mars; lorsque deux cent mille Français pillent et assassinent les infortunés Espagnols ; lorsqu'enfin on dépouille les Hollandais de leur indépendance, et que l'on s'empare non-seulement de leur flotte, mais encore de leur banque.

Quand on s'est vanté auprès des Turcs, en Egypte, d'être envoyé par Mahomet, comme l'a fait

Bonaparte, qui a donné pour double garantie de sa mission l'humiliation du Pape de Rome, et la destruction de l'Ordre des Chevaliers de Malthe, les deux ennemis irréconciliables du Croissant, Bonaparte a très-mauvaise grâce d'employer auprès des Irlandais le prétexte de la religion pour leur rendre odieux le Gouvernement le plus paternel de l'univers. Il serait ridicule de dire que l'Angleterre ne souffre pas des entraves mises au commerce par le Corse, l'ennemi déclaré de toute puissance qui ne reconnaît pas sa suprématie ; on imiterait sa jactance qui lui fait proclamer le bonheur de la France, lorsqu'elle souffre au delà de toute imagination, pour son commerce, pour sa population, et pour sa liberté, *bien si précieux à tous les bons Français !* On est bien éloigné d'imiter le sot charlatanisme d'un ambitieux Etranger : on convient qu'il est la véritable cause des malheurs de toutes les nations. En attendant que la Providence les délivre du terrible fléau qui les désole, l'Irlande restera fidele à son Roi. Fiere de partager les triomphes de l'Angleterre, elle suivra l'exemple de la Hongrie envers l'Autriche. Bonaparte avait fait une proclamation aux Hongrois pour se révolter contre François II, leur Souverain légitime. Pour toute réponse à une proposition aussi injurieuse, les Hongrois courent aux armes, et prouvent que le plus loyal dévouement envers leur Prince est la vertu favorite qui distingue cette illustre nation. Que les armées françaises se recueillent, qu'elles se persuadent que Bonaparte ne leur donnera de repit qu'après avoir exterminé la génération présente, qu'elles soient assurées que leur Roi les traitera comme un bon père, qui s'estimera trop heureux de délivrer des enfans chéris du terrible avenir que leur prépare Bonaparte, et la patrie, cette belle France, est sauvée. Heureux ! cent fois heureux ! le héros qui aura la gloire d'exterminer l'Usurpateur ; le monstre qui, depuis dix ans, fait le malheur de l'espece humaine ! ! ! !

L'AMI DE LA VÉRITÉ.

De l'Imprimerie de Vogel et Schulze, 13, Poland Street, London.

www.ingramcontent.com/pod-product-compliance
Ingram Content Group UK Ltd.
Pitfield, Milton Keynes, MK11 3LW, UK
UKHW012308240726
13966UKWH00004B/1736